I0419278

Super Emociones!

Un libro,para niños con ADD/ADHD

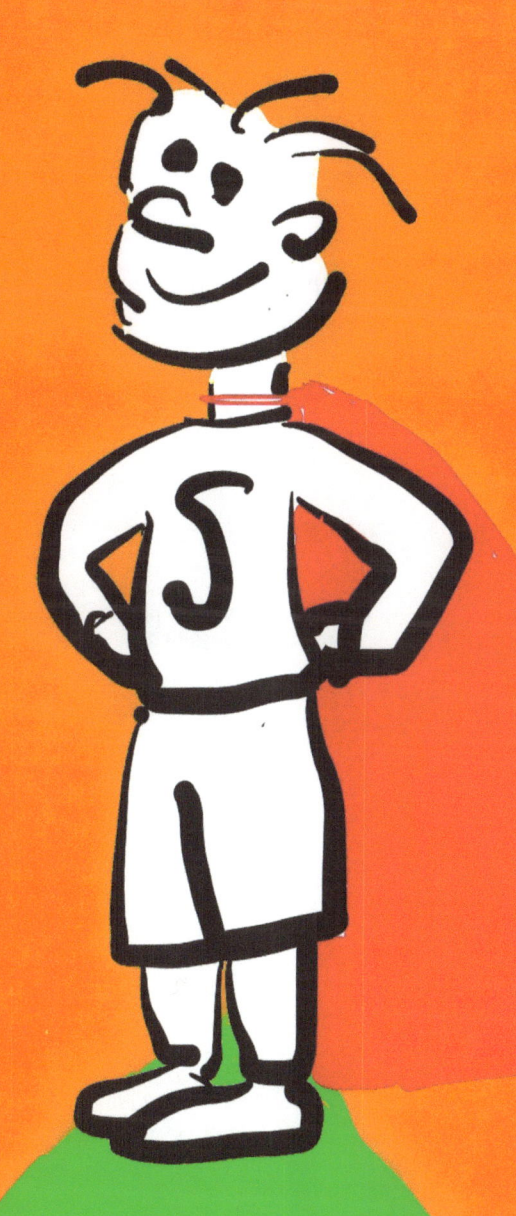

Escrito por
Lionel Lowry IV

Traducción
al español por
Yasmirys J.Perez

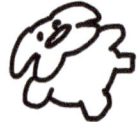

Para Lee, Lillie , Laander , Tim , mis padres y toda mi familia y amigos en el camino ,

Mantenga riendo - *Lionel*

Más información sobre mi amiga
Yasmirys J.Perez en www.mbstherapeutics.org

Super Emociones!

Un libro, para niños con ADD/ADHD
Copyright © 2015 by Lionel Lowry IV

All rights reserved.

Written by Lionel Lowry IV
Cover and book design by Lionel Lowry IV

No part of this book may be reproduced in any form or by any electronic or mechanical means including information storage and retrieval systems, without permission in writing from the author. The only exception is by a reviewer, who may quote short excerpts in a review.

This book is a work of fiction. Names, characters, places, and incidents either are products of the author's imagination or are used fictitiously. Any resemblance to actual persons, living or dead, events, or locales is entirely coincidental.

Lionel Lowry IV
SuperEmociones.com

Super Emociones!

Un libro, para niños con ADD/ADHD

por
Lionel Lowry IV

Traducción al español por
Yasmirys J.Perez

Este libro pertenece a ...

_____

Respira profundo.

Exhala.

Relajate.

Buenos dias.

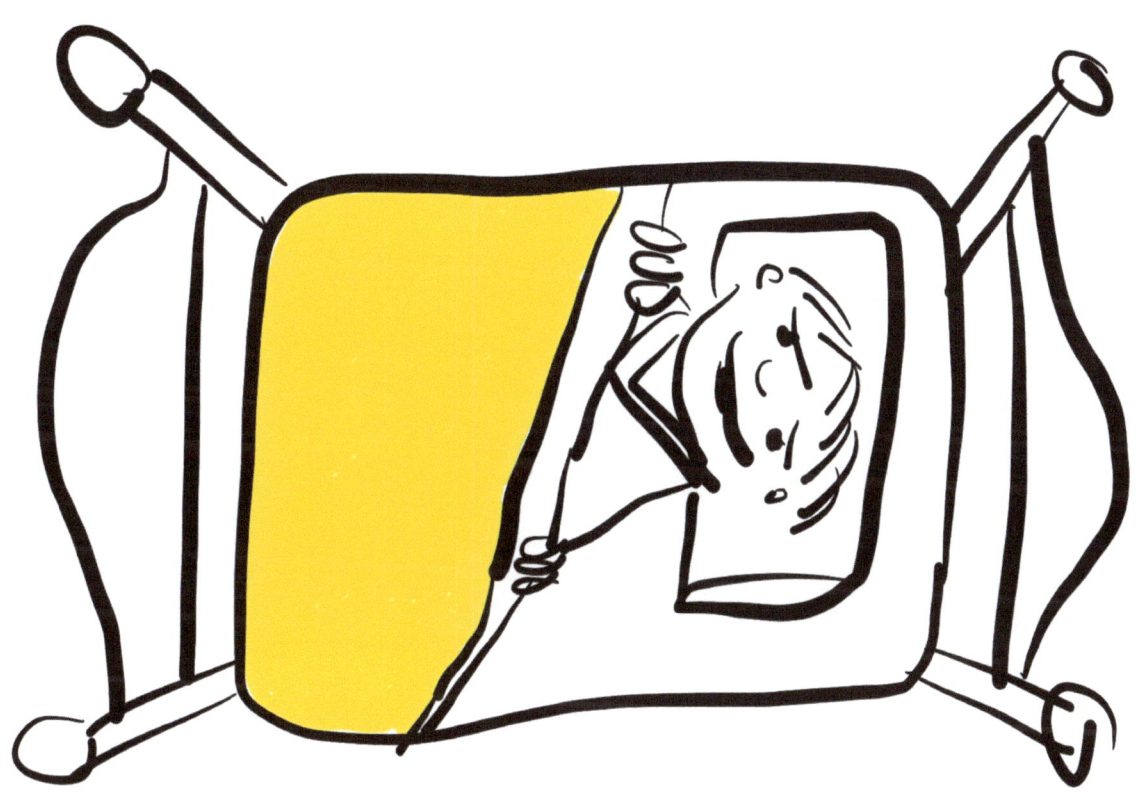

Ellos dicen que tienes ADD/ADHD

¿Qué crees que esto significa, mi amigo ?

Esto significa que tienes super emociones

y que debes aprender a controlarlas.

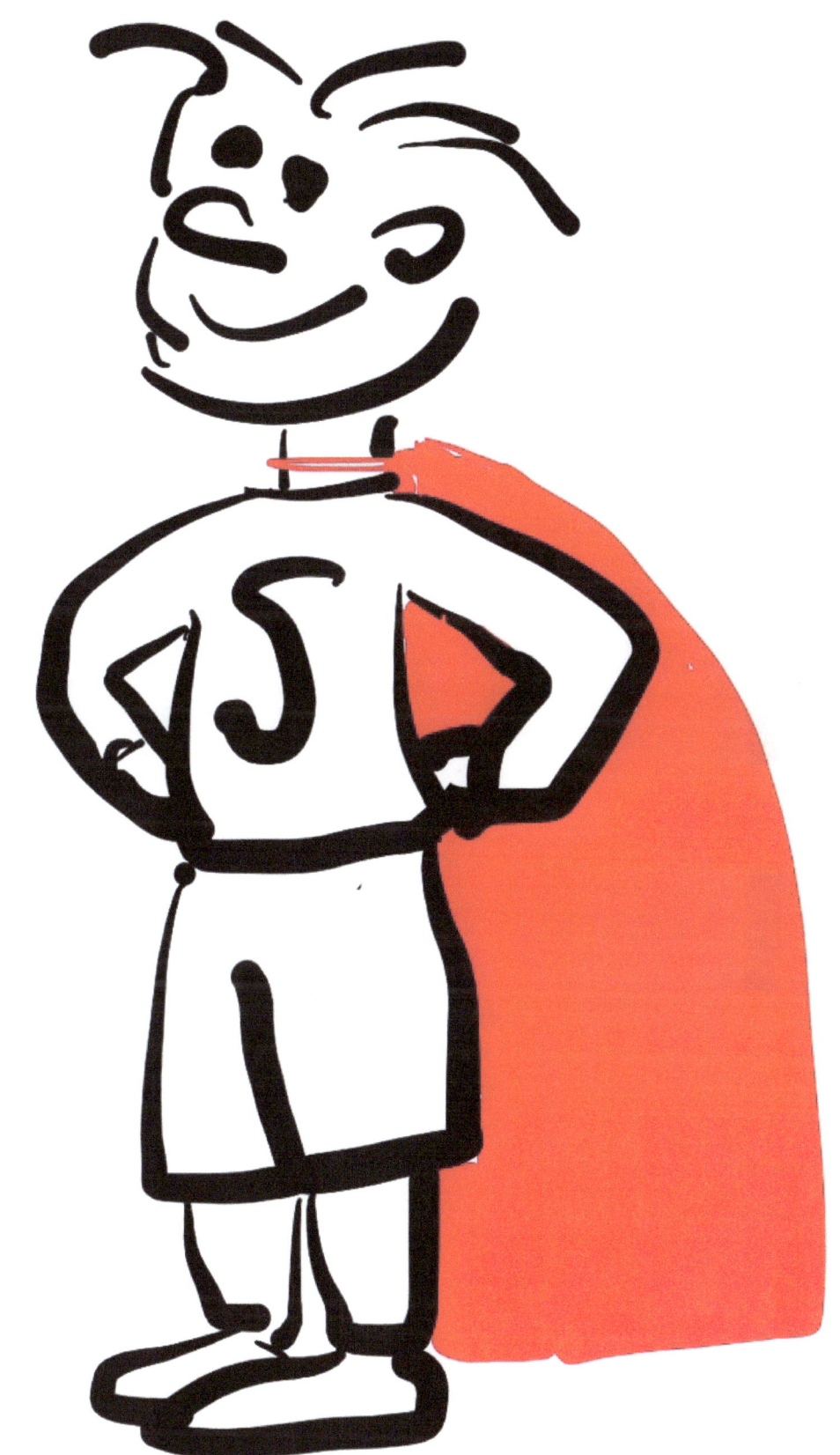

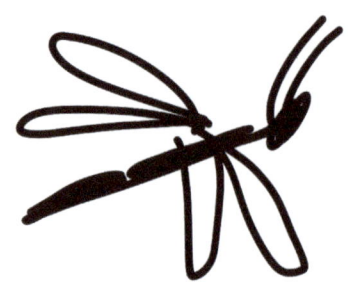

Tus emociones te dan poder;

poder de soñar y pensar y jugar.

Aprende a usarlas correctamente

y estarás bien.

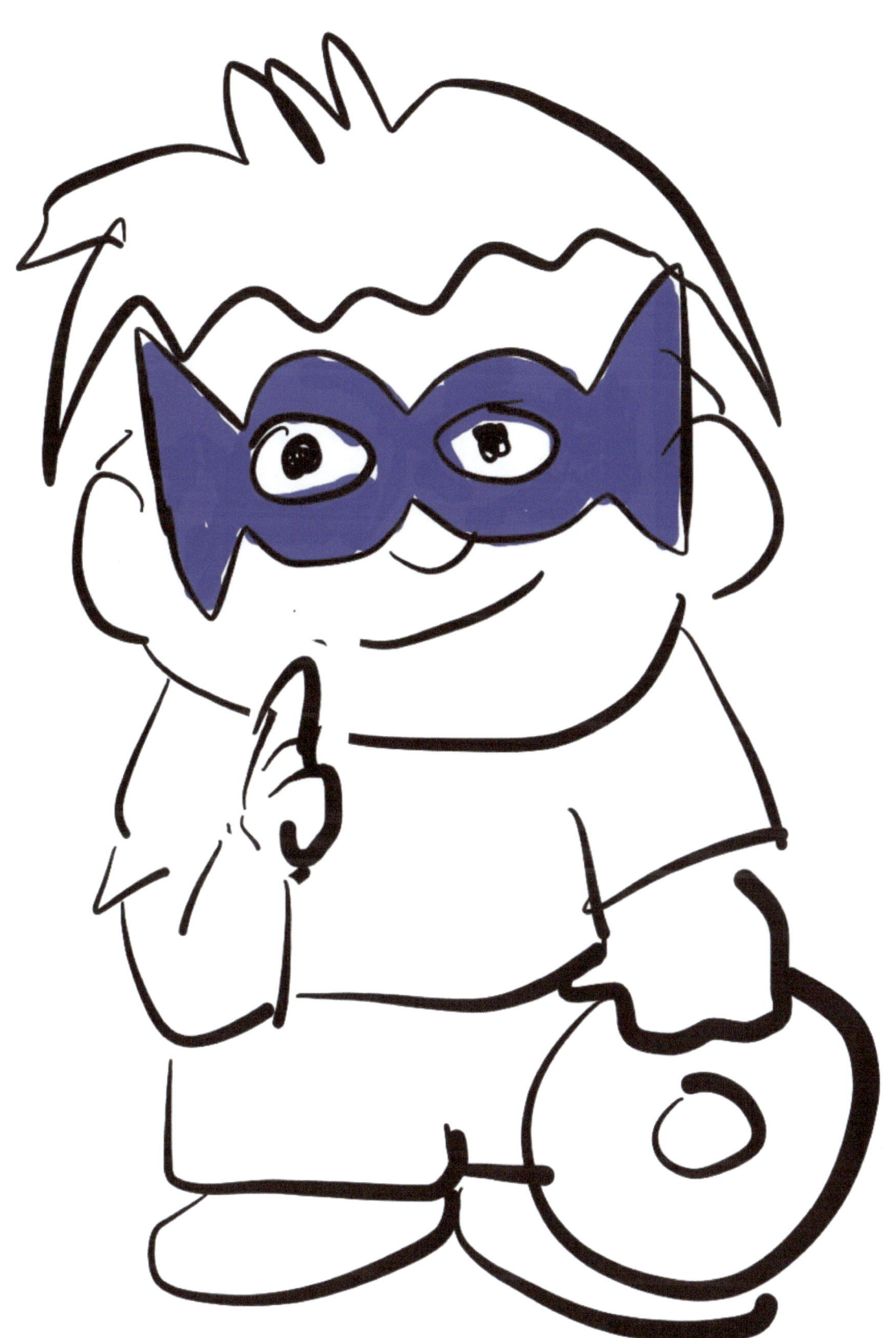

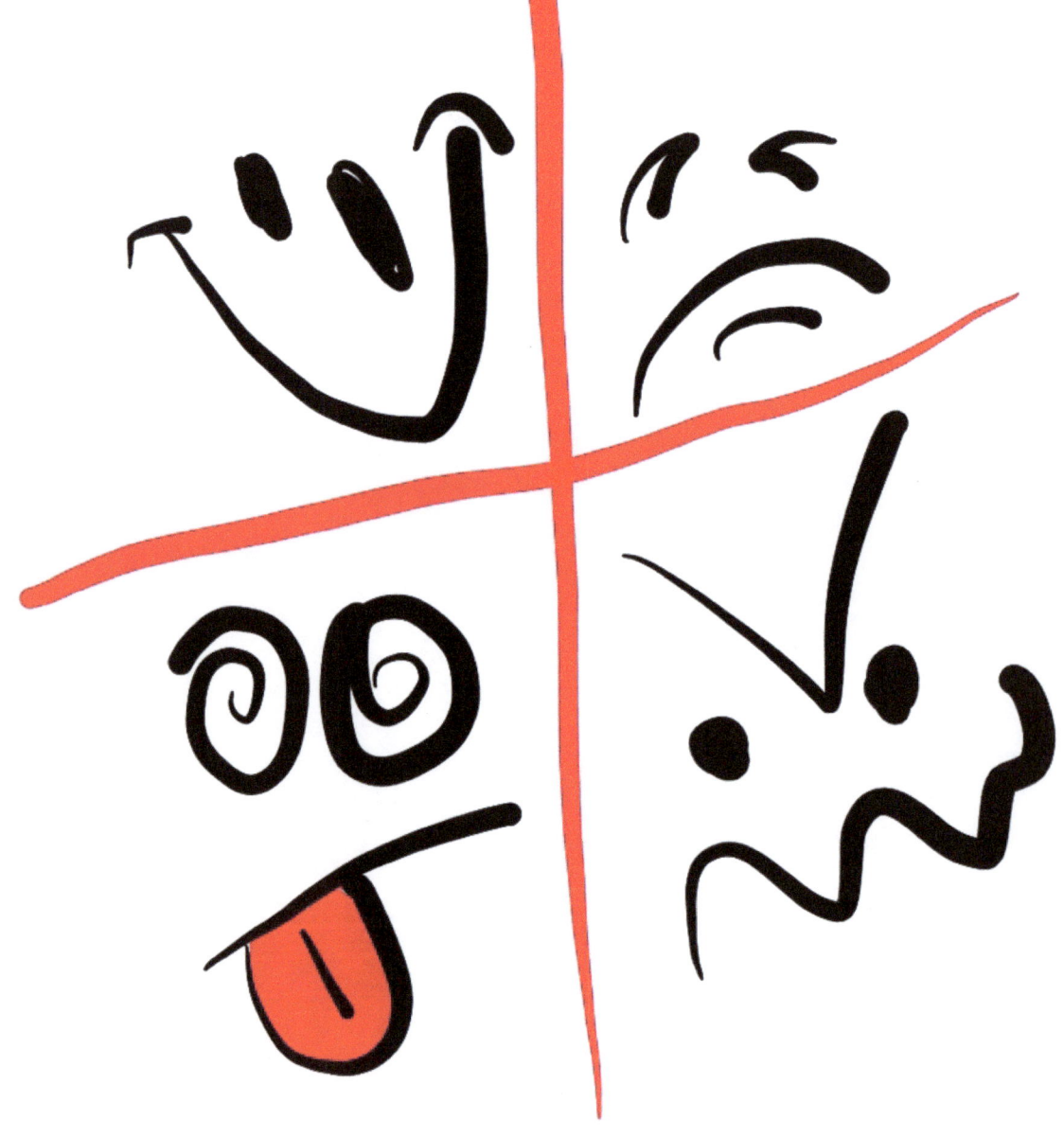

Cuando estas feliz, tu puedes estar super, super feliz.

Cuando estas triste, puedes estar también muy triste.

Cuando estas excitado,
puede que estés extremadamente excitado,

Y cuando estas enojado,
podrías estar increíblemente enojado.

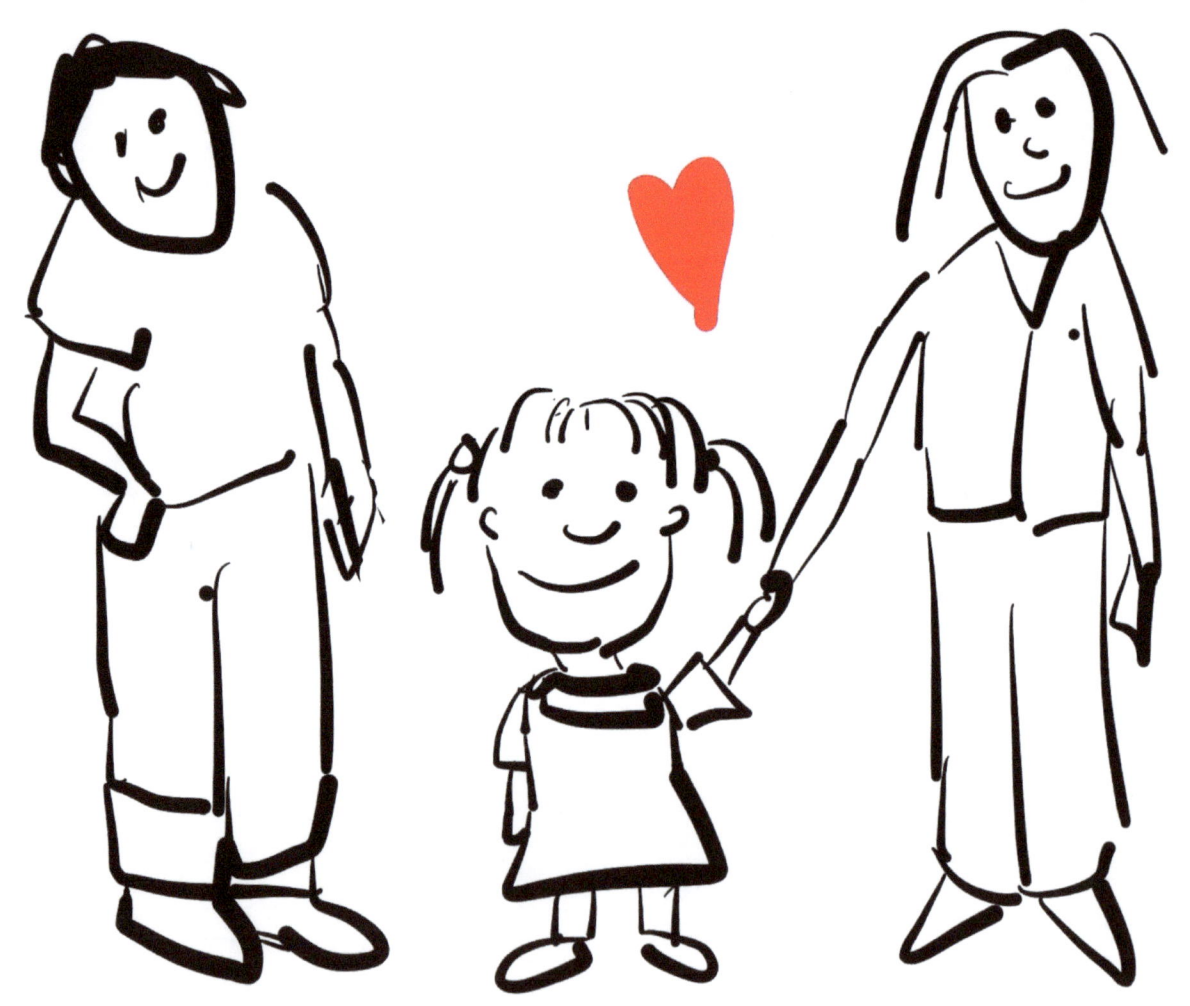

Tus papas y tus doctores te ayudaran

y mostraran qué puedes hacer.

Ellos te harán muchas preguntas
y te harán muchos exámenes.

Quieren ayudarte.

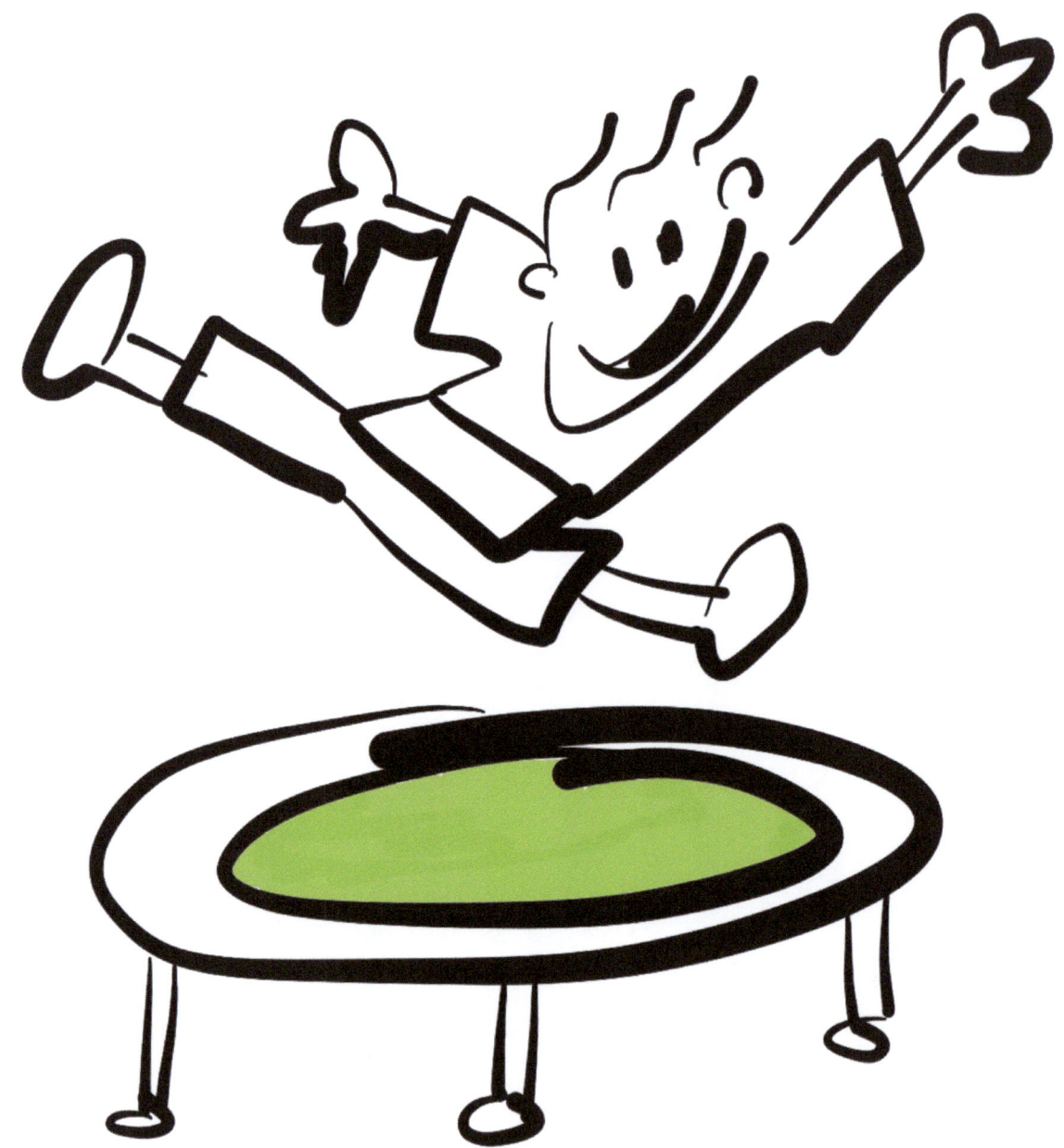

Algunas veces cuando te sientes muy feliz,

querrás saltar, chillar y gritar.

Asegúrate de que sea el lugar apropiado,

no vas a querer que te saquen de allí.

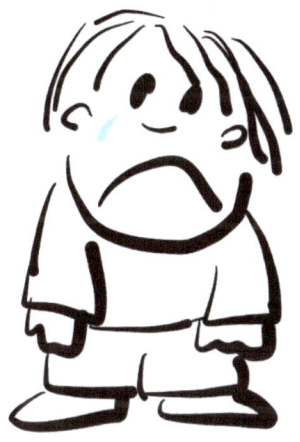

Algunas veces cuando te sientes muy triste,

como si todo fuese desolado y malo.

Simplemente recuerda cuanto tu familia te ama,

buenas emociones volverán y te sentirás muy bien.

Hay muchas cosas que puedes probar
cuando tus emociones

se apoderen de ti.

Dos de ellas son ejercicio y arte.

Pruébalas y verás cómo te
ayudaran a pasar tus emociones.

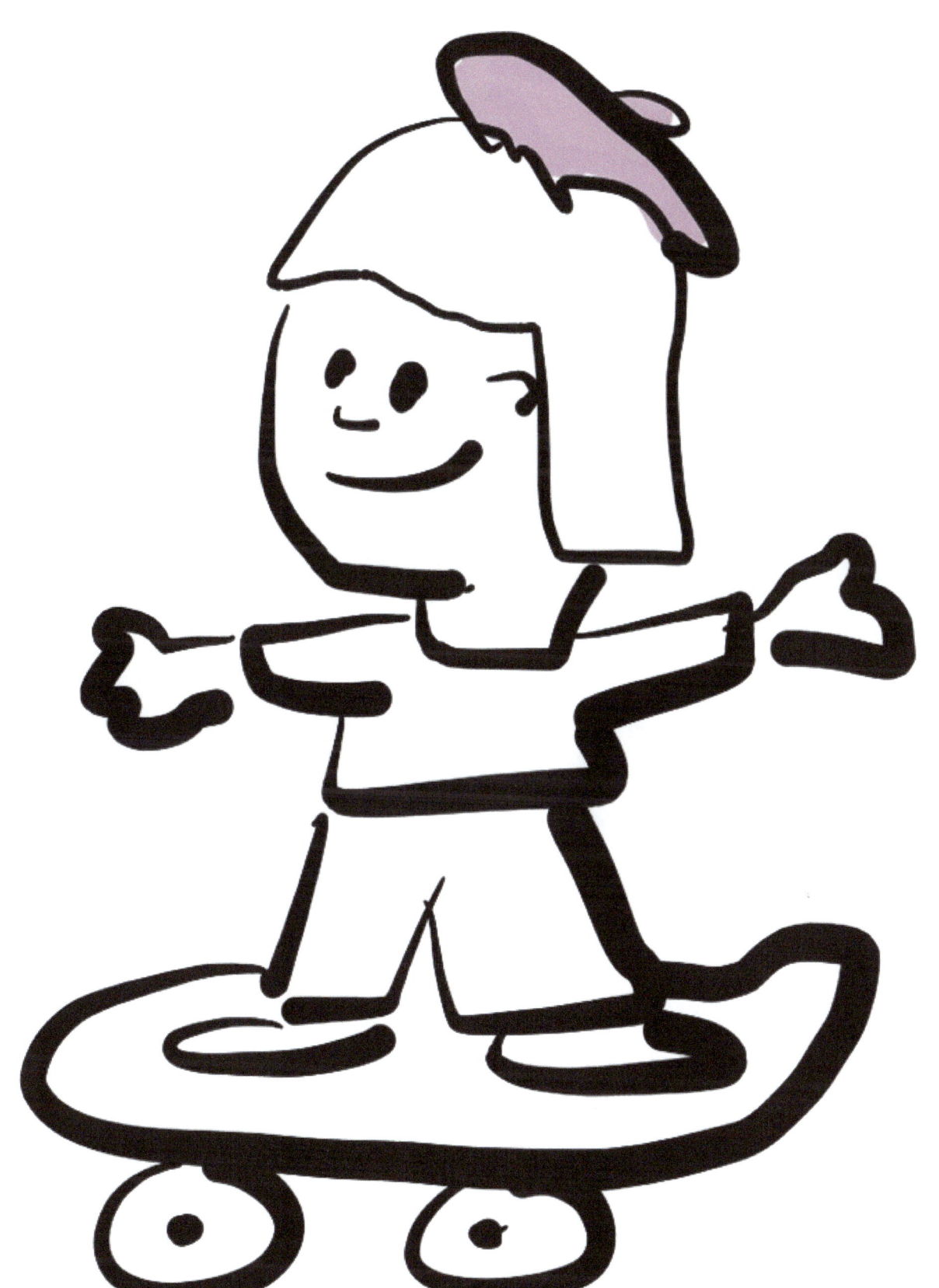

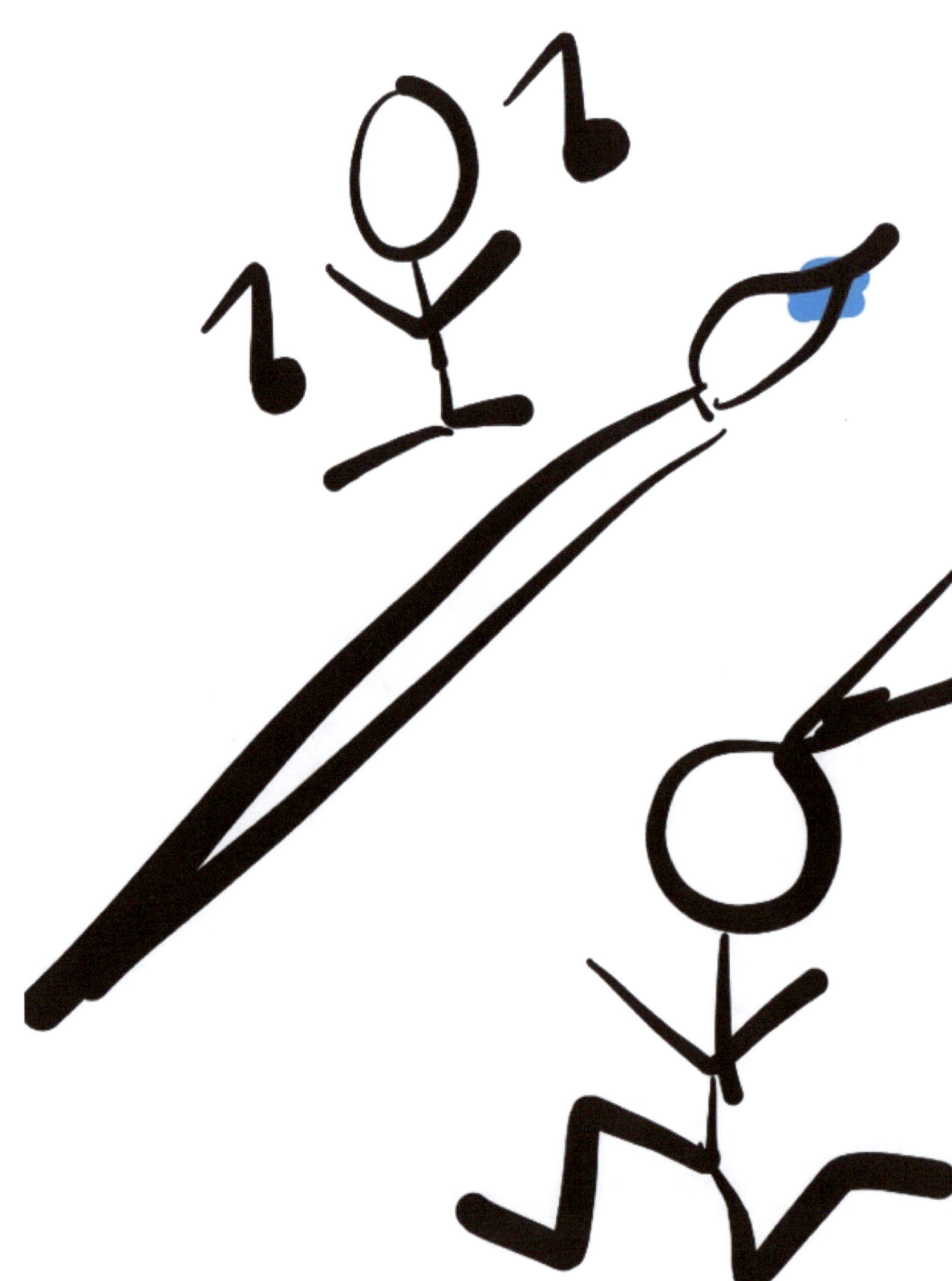

Pintar, Dibujar, Bailar, Correr,

Saltar Y Nadar,

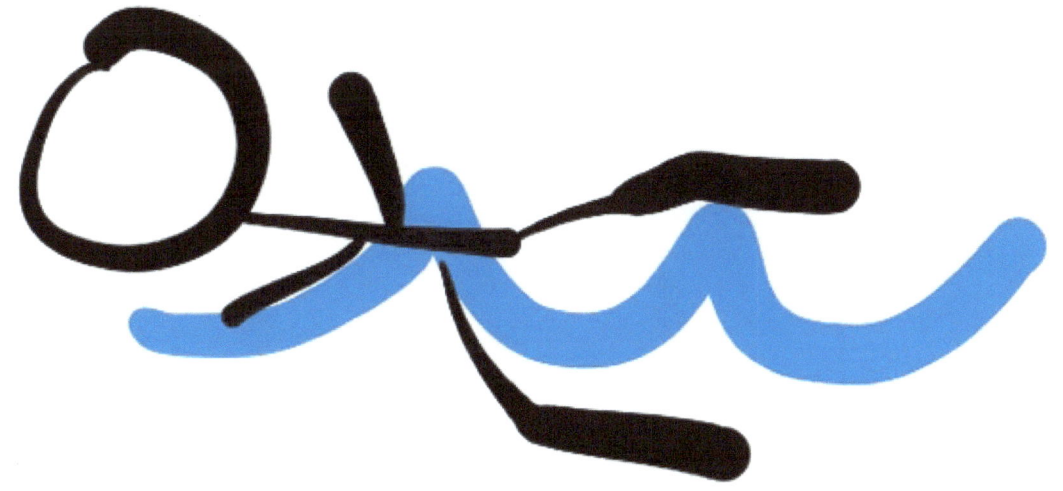

Permite que tus
super emociones fluyan,

Y Pronto comenzaras a sentirte
bien , otra vez.

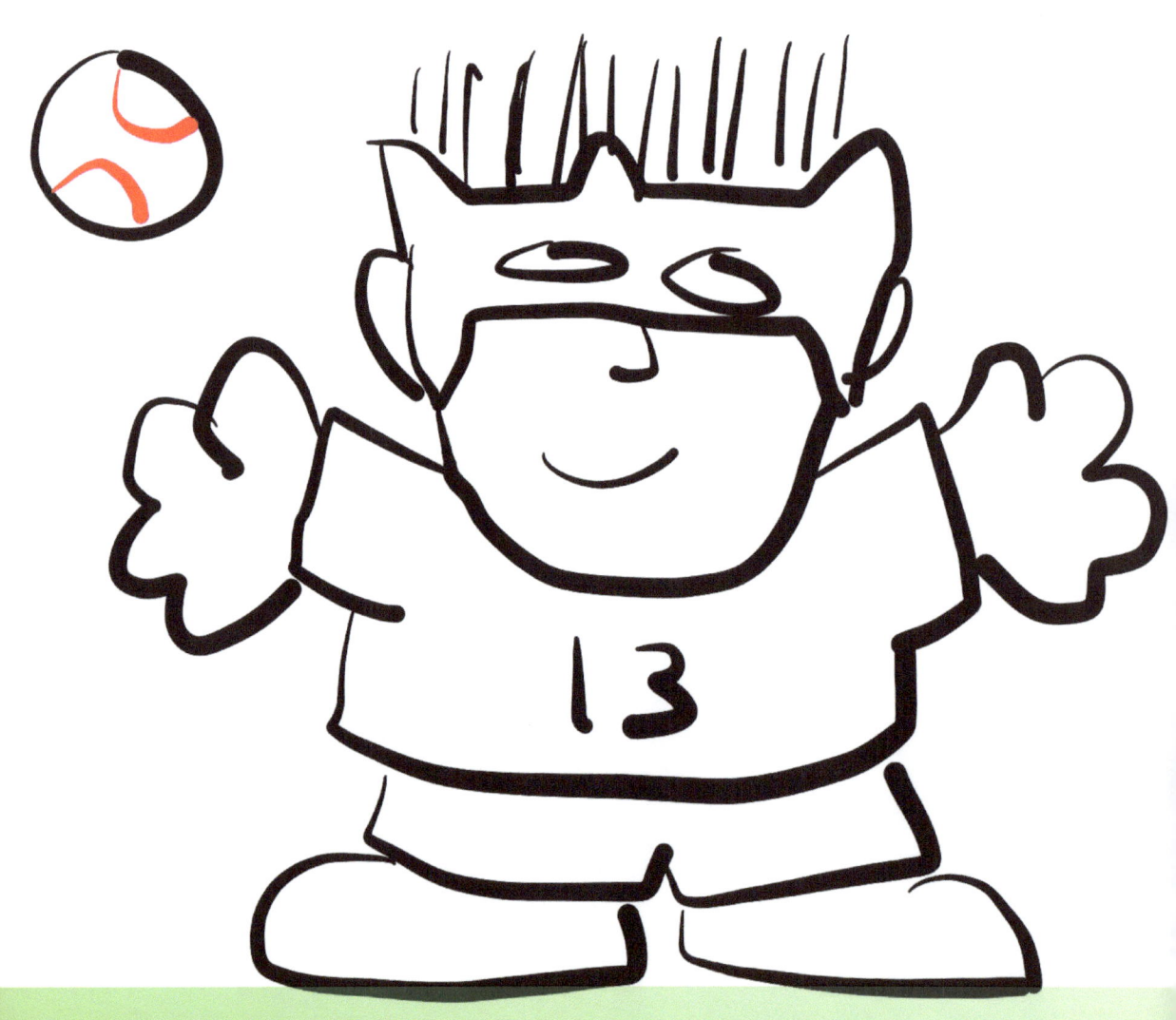

Tienes super poderes para ayudar

a tu super yo a calmarse.

Cree en ti mismo e inténtalo cada día,

Eres un super héroe ¡siéntete orgulloso!

Super Héroe, eres amado,

cada parte de ti es fantástica.

Tus super emociones te hacen especial,

solo ayudarlas a ser menos drásticas.

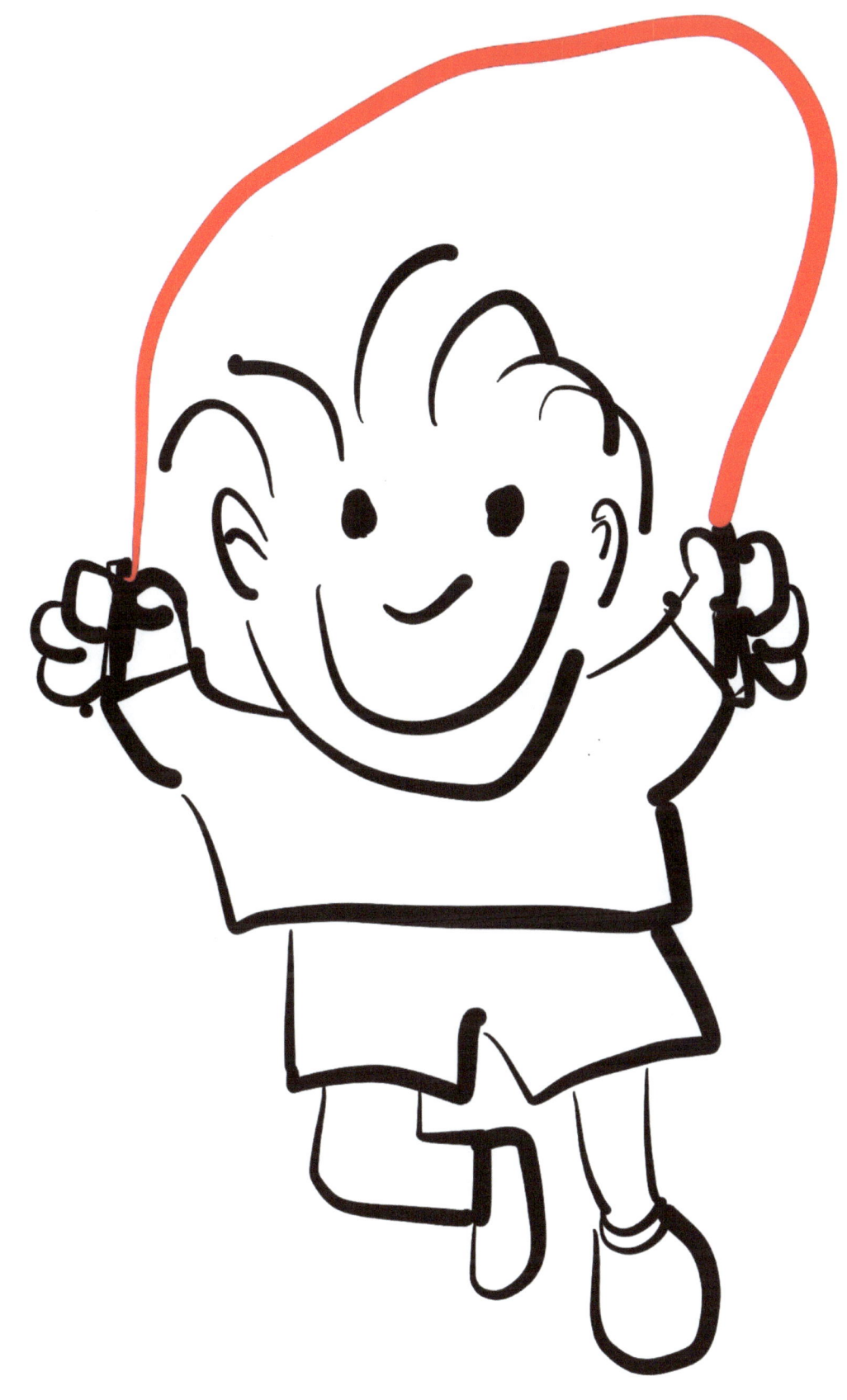

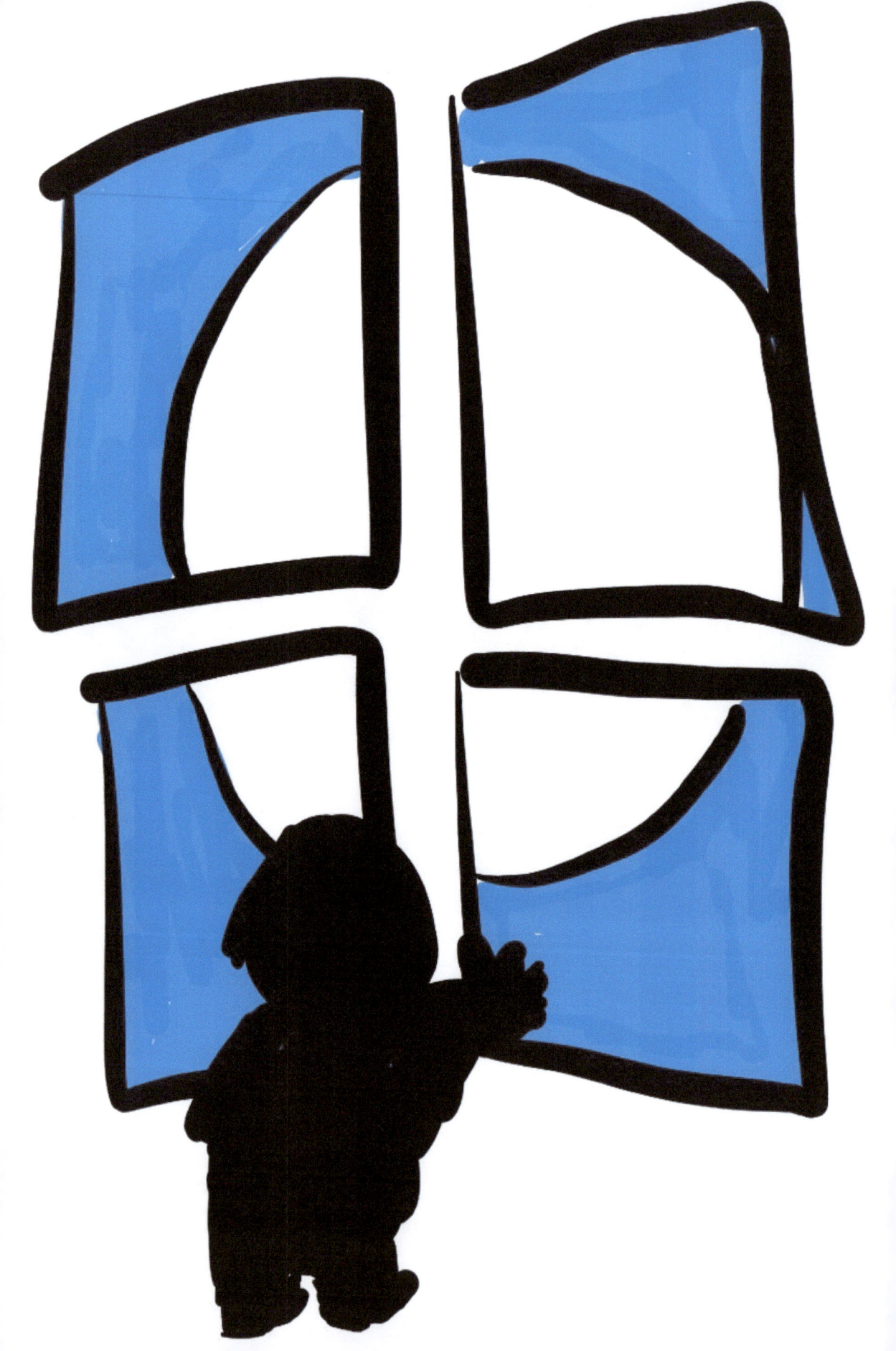

Es tiempo de poner a descansar
tus super emociones

y deja que la paz llene tu alma.

Permítete a ti mismo el estar calmado

y relajado y deja que
tu super yo tome control.

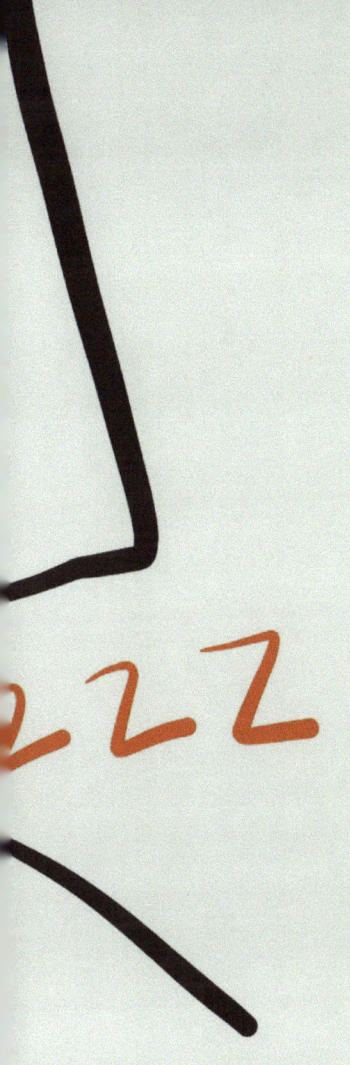

Respira Profundo.

Exhala completamente.

Relajate.

Buenas Noches.

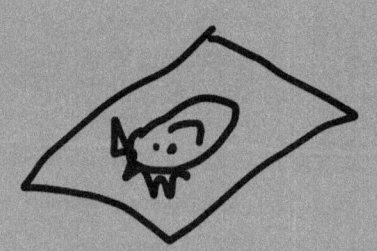
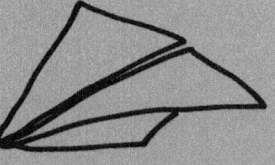

shhhhhhh El final.

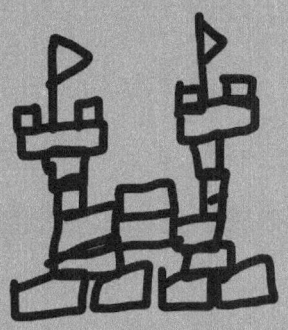

Amigos,

Si te gusto este libro de super Emociones! Y crees que pude ayudarle y gustarle a otros , Por favor Diles que visiten nuestra pagina web www.SuperEmociones.com

Somos un grupo de Personas con pensamiento joven, dedicadas a En riquecer el desarrollo y la vida de los niños.

Nosotros Apreciamos su suporte.

Gracias!

Sinceramente,

Lionel

www.ingramcontent.com/pod-product-compliance
Lightning Source LLC
Chambersburg PA
CBHW060805290526
45792CB00005BA/1528